AF500825

RECHERCHES HISTOLOGIQUES

SUR LE DÉVELOPPEMENT DES

TISSUS DENTAIRES

PAR

MM. les Drs DEMONTPORCELET et E. ROUSSEAU

CHATEAUROUX

TYPOGRAPHIE ET STÉRÉOTYPIE A. MAJESTÉ

—

1892

RECHERCHES HISTOLOGIQUES

SUR LE DÉVELOPPEMENT

DES TISSUS DENTAIRES

CHATEAUROUX. — TYP. ET STÉTÉOTYP. A. MAJESTÉ.

RECHERCHES HISTOLOGIQUES

SUR LE DÉVELOPPEMENT DES

TISSUS DENTAIRES

PAR

MM. les Drs DEMONTPORCELET et E. ROUSSEAU

CHATEAUROUX

TYPOGRAPHIE ET STÉRÉOTYPIE A. MAJESTÉ

—

1892

Recherches histologiques sur le développement des tissus dentaires.

Par MM. les Drs DEMONTPORCELET et E. ROUSSEAU.

Ayant voulu contrôler par des recherches personnelles les descriptions des divers auteurs classiques sur le développement des tissus dentaires, nous avons été conduits à nous arrêter spécialement sur certains points laissés dans l'ombre jusqu'à ce jour, ou pour lesquels l'accord n'est pas unanime.

Parmi les nombreuses préparations qui ont passé sous nos yeux, nous avons fait dessiner celles qui mettent le mieux en évidence les détails dont nous désirons entretenir le lecteur.

Notre étude porte sur les trois points suivants:

1° Quelle est la partie de l'organe de l'émail qui se transforme en tissu dur, lors de la calcification ? L'émail est-il le produit de la sécrétion d'une cellule ou le résultat de la transformation calcaire de cette même cellule ;

2° Que deviennent les cellules odontoblastiques qui représentent la couche la plus extérieure de la pulpe dentaire lorsque l'ivoire a atteint son complet développement ;

3° Démontrer, à l'aide de coupes histologiques, que le cément radiculaire se développe, opinion généralement admise, aux dépens du périoste alvéolo-dentaire, comme l'os se développe aux dépens de la couche interne du périoste.

I. *Email.* — La figure 1 permet de considérer l'ensemble du follicule de la dent du chat à un faible grossissement (1-2 Verick).

Il n'existe encore aucune trace de calcification.

Au centre, se trouve le bulbe dentaire entouré d'une couche de cellules odontoblastiques dont nous aurons à nous occuper dans le prochain paragraphe. L'organe de l'émail coiffe le bulbe. (L'écartement qui existe entre ces

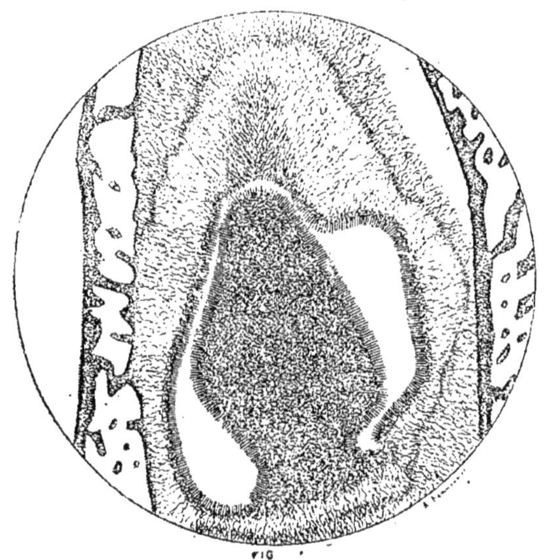

Fig. 1.

deux parties, bulbe et organe de l'émail, est artificiel ; c'est un produit des manipulations histotechniques.) Les trois parties de l'organe de l'émail apparaissent disposées concentriquement ;

1° Une couche interne formée de cellules très distinctes, la couche des adamantoblastes appuyée sur une rangée cellulaire qui lui sert de substratum ;

2° Une couche externe légèrement ondulée, également composée de cellules, mais moins nettement dessinées que la couche interne ;

3° Entre ces deux couches cellulaires, une région intermédiaire bien décrite par Waldeyer, à laquelle sa transparence a mérité le nom de gelée de l'émail.

La figure 2 représente une portion du follicule à un stade de développement plus avancé et à un plus fort grossissement que la figure précédente (1-6 Verick).

Sur la gauche on aperçoit un point très limité du bulbe recouvert d'ivoire nouvellement formé. En remontant vers la droite, on voit la couche des cellules adamantines de l'organe de l'émail.

Elles reposent sur l'ivoire à la partie inférieure de la

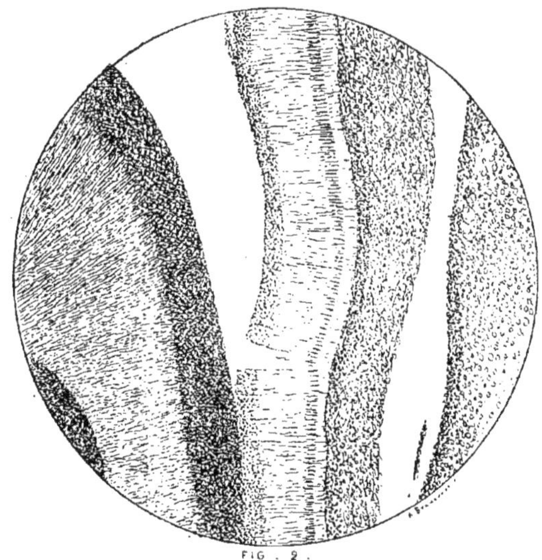

Fig. 2.

figure et, pour le même motif que dans la figure précédente, elles s'en écartent à la partie supérieure. Tout le côté droit de la figure représente les éléments de la gelée de l'émail. On voit dans la figure 3 (1-6) le sommet du cône de dentine recouvert à une certaine distance par la couche adamantine dont les cellules ont subi un travail de calcification plus avancé encore que dans la figure 2.

Ces dessins nous permettent de suivre très exactement le processus de la calcification. C'est là le point sur lequel nous avons l'intention d'insister spécialement ; notre but n'étant pas de donner à nouveau une description des différentes phases du développement des dents. Cette question est clairement exposée dans tous les traités classiques. Mais, avant d'interpréter à notre sens ces dessins, voyons en quelques mots quelle est l'opinion des différents auteurs sur la formation de l'émail.

Magitot (article dent. in dict. Dechambre) fait sourdre de la cellule adamantine la matière calcaire destinée à donner naissance à l'émail, ce qui expliquerait l'apparition, à l'extrémité de chaque cellule qui se viderait de son contenu, d'un prisme d'émail, de même longueur et de même forme qu'elle, — la réunion de tous ces prismes égaux en nombre et dimensions à toutes les cellules de l'émail formerait le revêtement coronaire de la dent.

Une opinion déjà ancienne est celle d'Huxley, qui déclare qu'à la base des cellules adamantines il existe une membrane distincte sur laquelle ces cellules s'appuient et à laquelle il a donné le nom de *membrane préformative.* Au travers de cette membrane se produirait l'exsudation calcaire qui donnerait naissance à l'émail.

L'existence de cette membrane n'est admise par aucun histologiste, et cette théorie d'Huxley est généralement abandonnée.

M. le professeur Renaut, de Lyon, considérant que l'organe de l'émail provient du feuillet externe du blastoderme, assimile la couche adamantine à un épithélium prismatique. Chacune des cellules qui composent cet épithélium présente deux pôles, l'un adhérent, l'autre libre.

« Le pôle adhérent, dit l'éminent histologiste, ne repose pas sur le feuillet moyen ou tissu conjonctif primordial, mais sur une couche sans structure, membraniforme ; c'est la *vitrée basale* de l'ectoderme. L'émail se produit au niveau de cette vitrée, refoulant l'épithélium adamantin, dont il est une formation basale. Sur la face répondant à l'émail déjà déposé, les cellules adamantines ne sécrètent plus qu'une dernière assise, une ligne de plateaux basaux qui subit aussi la calcification et forme la cuticule ou membrane de Nasmyth. »

Voici, d'autre part, comment s'exprime Ch. Debierre. (Manuel d'Embryologie hum. et comp.)

« Les couches moyenne et externe de l'organe de l'émail ne tardent pas à s'atrophier et à disparaître. Seule la couche interne persiste et c'est à elle qu'est réservé le nom de membrane adamantine. Car elle seule prend part à la formation de l'émail.

» Les cellules épithéliales qui la composent (adamantoblastes) s'allongent du côté opposé à l'ivoire, elles acquièrent un plateau et finalement se métamorphosent en prismes hexagonaux réguliers comme seront plus tard les prismes de l'émail.

» En se réunissant en couche continue à sa surface, ces prismes donnent lieu à la cuticule de l'émail.

» Il est probable que l'émail n'est qu'un produit sécrété par les cellules ou prismes de l'émail. Quoi qu'il en soit, tant que l'émail continue à croître, ces cellules persistent. On les trouve chez les rongeurs sur la face convexe des incisives qui croissent d'une façon continue. » (Robin, Magitot, Cadiat.)

On voit par cet exposé que les manuels traitant des questions embryologiques se contentent de constater le fait sans tenter autrement de l'expliquer.

Quels sont donc au juste le rôle et le sort de ces cellules adamantines ? Les pièces que nous avons tout d'abord placées sous les yeux du lecteur contiennent cette double réponse.

Le rôle des adamantoblastes est de former la substance de l'émail ; le fait n'est douteux pour personne. Comment se forme cette substance ? Dans la zone de la cellule qui adhère à la papille conjonctive ; dans sa portion basale commence le dépôt de la matière calcaire qui représentera la presque totalité de l'émail (3 à 5 o/o de matière organique seulement entrent dans sa composition). Le début de ce travail est nettement indiqué sur la fig. 2.

La planche 3 nous montre la calcification envahissant de plus en plus les cellules dont le noyau devient moins visible et qui, étreintes et rongées de bas en haut par le calcaire, sont écourtées, amincies, et perdent la régularité de leur disposition primitive.

J. et Ch. Tomes semblent se ranger à cette opinion, car on trouve dans leur ouvrage le dessin de quelques cellules adamantines extraites par le râclage de la face supérieure de la gelée de l'émail. Ces cellules, dégagées de la zone calcaire qui les envahissait en partie, présentent un étroit prolongement, *prolongement de Tomes*, qui

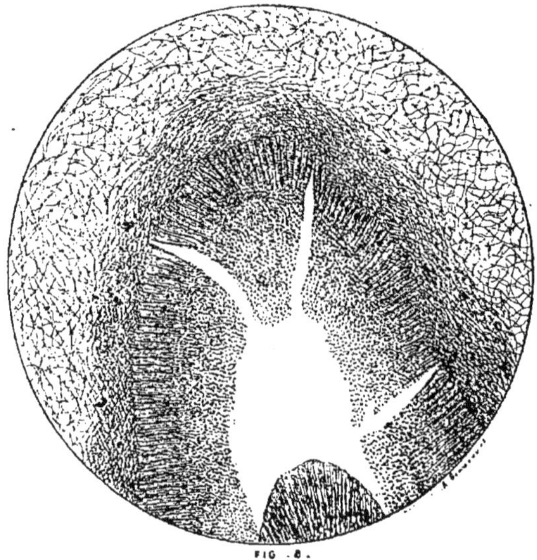

Fig. 3.

prouve que la cellule étreinte progressivement de bas en haut subit une diminution qui amène bientôt sa transformation complète.

Pour nous résumer, en deux mots, nous dirons donc que l'émail se développe par substitution et transformation totale de la cellule prismatique de la couche interne dont le plateau supérieur calcifié formera la cuticule ou membrane de Nasmyth.

II. *Odontoblastes.* — La figure 4 (1-6 Verick) représente une mince bande de dentine divisant en deux parties le champ de la préparation, à droite une portion du tissu du bulbe parsemé de noyaux dont quelques-uns présentent des nucléoles, une couche d'odontoblastes munis de prolongement fibrillaire. De petites cellules nuclées forment une couche régulière au niveau de l'extrémité renflée des odontoblastes. Quelques-unes de ces cellules sont même interposées aux cellules odontoblastiques, mais elles n'atteignent pas leur volume et s'en distinguent encore par l'absence de prolongement caudal.

Au moment précis où va commencer la calcification

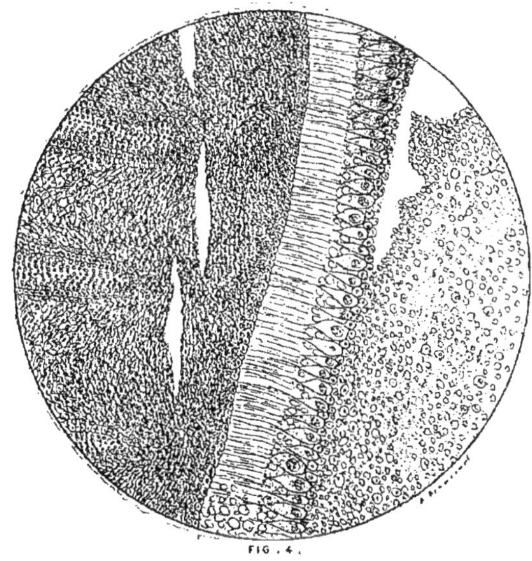

Fig. 4.

du bulbe dentaire qui prendra désormais le nom de pulpe, on aperçoit à la périphérie de celui-ci la rangée des odontoblastes, grosses cellules nuclées, pyriformes, à protoplasma très clair, qui ne paraissent pas pourvues de membrane d'enveloppe et dont la petite extrémité s'effile de plus en plus et s'étire en un prolongement, connu sous le nom de *fibrille de Tomes*, qui occupe le centre d'un des canicules de l'ivoire. Les odontoblastes apparaissent, d'abord, comme il est facile de le constater sur nos préparations, au sommet conique de la papille, par lequel débute toujours le travail de calcification. De nouveaux odontoblastes se forment ensuite de plus en plus bas, dans la couche externe du bulbe, suivant l'envahissement de la calcification.

Si d'autre part nous considérons la pulpe d'une dent adulte, d'une dent complètement achevée, ni à la périphérie, ni adhérents à la couche interne de l'ivoire, nous ne retrouvons d'odontoblastes. Les coupes pratiquées à travers une telle pulpe nous montrent partout des noyaux cellulaires ou des cellules embryonnaires petites, nuclées, à protoplasma rudimentaire. Ces dernières disposées surtout à la périphérie de la pulpe.

Que conclure de ces faits, sinon que la présence des odontoblastes est un phénomène de la période formatrice de la dent? A cette époque, un certain nombre des cellules embryonnaires s'accroissent par adjonction autour de leur noyau d'une couche protoplasmique qui forme le corps de la cellule. Celui-ci, à son extrémité libre, s'effile de plus en plus à mesure que le dépôt calcaire augmente d'épaisseur. Le protoplasma de la cellule odontoblastique est employé tout entier pour former au sein des canicules ramifiées de l'ivoire, la fibrille de Tomes; et, lorsque la dent est achevée, le noyau, entouré d'une mince zone protoplasmique lui formant enveloppe, persiste seul, semblable aux autres noyaux dont nous avons signalé la présence à la périphérie de la pulpe dentaire.

III. *Cément.* — Tous les auteurs reconnaissent que le cément est du tissu osseux et qu'il est produit par le même tissu conjonctif embryonnaire qui donne naissance à l'os maxillaire lui-même.

La figure 4 nous fait réellement assister à la phase initiale de ce travail ostéogénique. La coupe a passé audessous des culs-de-sac de l'émail dans la région radiculaire. Sur la gauche de la figure, en dehors de la couche de l'ivoire en voie de formation, je trouve une zone de tissu cellulaire fusiforme, accidentellement déchiré sur trois points. On distingue trois prolongements coniques horizontalement dirigés: chacun de ces prolongements est bordé d'une rangée de cellules irrégulièrement cubiques. Ces cellules sont caractéristiques de la formation de l'os : ce sont des ostéoblastes, et ces prolongements coniques représentent les travées formatrices du maxillaire. Sur le bord externe de l'ivoire existe une couche continue de ces mêmes cellules cubiques. On les a appelées cématoblastes, parce que, par leur travail propre, elles produiront le cément et les cellules étoilées qu'on rencontre dans ce tissu. Les transforma-

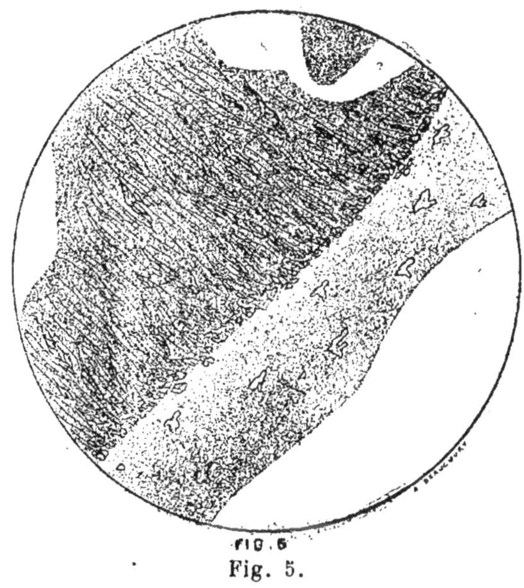

Fig. 5.

tions qu'elles subiront sont les mêmes que celles des ostéoblastes. En un mot, cément et maxillaire proviendront d'un même tissu embryonnaire par des différenciations de tous points identiques.

C'est à la portion du tissu mou compris entre les parois alvéolaires de la dent et celle-ci que l'on a donné le nom de périoste alvéolo-dentaire. Tant que la dent n'a pas atteint son complet développement, ce périoste alvéolo-dentairejouitdes mêmes propriétés ostéogéniques que le périoste des os en général : apparition, multiplication des ostéoblastes, calcification, ect. Lorsque l'évolution osseuse est achevée, les cellules ostéoblastiques disparaissent, et le tissu intermédiaire ne demeurera composé en grande partie que de fibrilles conjonctives réunissant étroitement la racine de la dent aux parois alvéolaires.

L'étude histogénique de cette couche conjonctive intermédiaire au maxillaire et à la raciene justifie donc l'opinion contradictoire des auteurs qui lui ont donné le nom de périoste et de ceux qui ne lui reconnaissent que le rôle de simple ligament. Les uns et les autres ont raison ; tout dépend de la période évolutive que l'on envisage.

La 5e figure (3-7 Verick) nous montre le cément formé. Il contient des cémentoblastes étoilés qui se rattachent manifestement aux cellules formatrices de la couche interne du périoste, et dont quelques-unes sont encore dans une situation intermédiaire, appartenant en partie au périoste et partie au cément en voie de formation.

Châteauroux. — Typ. et Stéréotyp. A. MAJESTÉ.

CHATEAUROUX. — TYP. ET STÉRÉOTYP. A. MAJESTÉ.

www.ingramcontent.com/pod-product-compliance
Ingram Content Group UK Ltd.
Pitfield, Milton Keynes, MK11 3LW, UK
UKHW012129240726
13965UKWH00005B/2057

9 782012 462342